FACULTÉ DE MÉDECINE DE MONTPELLIER

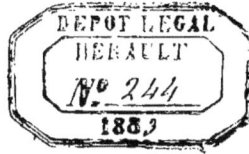

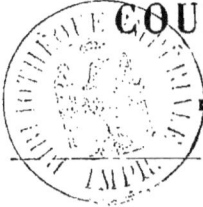

COURS D'HYGIÈNE

Semestre d'été 1863

PREMIÈRE LEÇON

DES

CONDITIONS SANITAIRES

DE LA VILLE

DE MONTPELLIER

PAR

Le Dr Henri GUINIER

Professeur-Agrégé à la Faculté de Médecine de Montpellier, Membre de l'Académie des Sciences et Lettres (Secrétaire de la section de Médecine), de la Société de Médecine et de Chirurgie pratiques et de la Société médicale d'Émulation de la même ville, ancien Chef de Clinique médicale à l'Hôtel-Dieu Saint-Éloi, etc.

SUPPLÉANT DU PROFESSEUR RIBES

(20 AVRIL 1863)

MONTPELLIER

TYPOGRAPHIE DE PIERRE GROLLIER, RUE DES TONDEURS, 9

1863

DES

CONDITIONS SANITAIRES

DE LA VILLE

DE MONTPELLIER.

MESSIEURS,

Appelé par le choix du Ministre, sur la proposition de mes Chefs universitaires, à l'honneur de suppléer M. le Professeur d'hygiène, momentanément éloigné de sa chaire par une indisposition, il m'a semblé opportun et intéressant à la fois, en inaugurant ce cours, de profiter de la rénovation matérielle de notre cité, pour en étudier les conditions sanitaires.

L'hygiène publique, on l'a dit avec raison (1), est une science tardive : elle n'a point présidé, cela est évident, à la formation de nos grandes cités.

Cette formation n'est-elle pas, en effet, toute fortuite?

(1) Michel Lévy. T. II, p. 589.

L'agriculture, en attachant les hommes au sol, les agglomère par groupes, qui grossissent avec le temps. L'accroissement de la population accumule les constructions ; les besoins augmentent, les intérêts se compliquent, l'industrie grandit, la hiérarchie sociale se fortifie, les villes s'élèvent ; elles se forment, selon l'heureuse expression de M. Michel Lévy, par une sorte de *polarisation* lente et graduelle. — Mais l'hygiène n'est pour rien dans leur édification.

Du VIIᵉ au XIVᵉ siècle (1), on bâtissait et on vivait comme on pouvait ; il n'y avait ni règlement de voirie, ni précautions sanitaires quelconques ; aussi, d'affreuses pestes décimaient périodiquement les populations. Le traitement, il est vrai, en était fort simple ; un germe pestilentiel se montrait-il dans un quartier? on mûrait les rues adjacentes, et défense était faite de communiquer du dedans au dehors. Plus d'approvisionnements, pas de sépulture extérieure ; tous mouraient dans ces tombeaux anticipés, mais nul, au dehors, n'en prenait souci ; le sacrifice était consommé au moment de la construction des barrières ; — on avait fait la part au fléau, comme aujourd'hui on fait la part au feu.... !

Tous les vices originels de nos grandes cités se trouvent encore, de nos jours, dans la création des hameaux, des bourgs privés d'une administration communale directrice. Et que de villages, que de petites villes même, dans lesquelles l'hygiène n'a pas encore pénétré !

(1) V. Monfalcon et Polinière. *De la salubrité.*

Rues mal percées, constructions tourmentées en ré-
volte ouverte avec les lois les plus élémentaires d'une
architecture de bon sens, masures humides et sombres,
angles saillants sur la voie publique, habitation en com-
mun entre l'homme et les animaux domestiques, absence de pavés dans les rues, cloaques infects au-devant
même des ouvertures des maisons...., tel est, même de
nos jours, le triste spectacle de la plupart de nos com-
munes rurales ; tel est, en partie du moins, l'héritage
que nous ont légué, dans les grandes villes, les générations antérieures ; et, sauf quelques exceptions inhéren-
tes aux exigences les plus simples de la salubrité publique, la plupart de ces défauts existent un peu partout
autour de nous.

C'est que, je le répète, l'hygiène publique est une
science tardive, c'est que la restauration des cités ainsi
élevées dans l'ignorance et l'incurie, est une mission dif-
ficile, laborieuse et coûteuse à la fois.

Et cependant, je le dis à la gloire de notre époque, il
s'est plus fait peut-être en France, dans ce but, durant
ces vingt dernières années, que pendant toute la
période précédente.

Montpellier, Messieurs, n'est pas resté en arrière.
Sous l'intelligente et active impulsion de plusieurs
maires dévoués, de nombreuses et importantes améliorations se sont successivement accomplies.

Nous avons vu disparaître ces passages voûtés, obscurs et infects cloaques, dont la rue Arc-d'Arène conserve encore, mais pour quelques jours seulement, nous l'espérons, le repoussant échantillon.

Des rues sombres, tortueuses, se sont élargies pour faire place à de magnifiques monuments : nos prisons reconstruites se confondent avec un palais ; nos hôpitaux se sont étendus et assainis. De grands et superbes établissements se sont élevés sur les emplacements les plus salubres : les uns pour abriter l'indigence ou l'infirmité, les autres pour offrir un refuge au repentir; ceux-ci pour donner asile aux orphelins des deux sexes, ceux-là, enfin, les plus vastes et les plus beaux, pour l'éducation de la jeunesse. A la clarté si insuffisante de nos anciens réverbères à l'huile, a succédé la lumière du gaz, que ne suspend même plus la présence de la lune. Nos cimetières, l'abattoir, se sont éloignés de la ville ; l'entretien de la propreté de nos rues est devenu une habitude ; une meilleure et plus abondante distribution des eaux a multiplié les fontaines, et permis, en été, un arrosage rafraîchissant.

Enfin, au moment même où je parle, une grande rénovation s'exécute sous nos yeux.

Parti de la capitale, le mouvement régénérateur s'est propagé jusque dans nos provinces les plus éloignées. Il ne s'agit plus aujourd'hui seulement de dresser des statues, de bâtir des salles de spectacle, d'édifier des palais de justice, d'élever de vastes et grandioses monuments à l'idole du jour, qu'elle porte le nom d'*industrie*, d'*agiotage*, ou même de *monnaie*. Aujourd'hui, on se préoccupe encore et surtout de rendre la vie commode et agréable pour tous.

Améliorer la demeure du pauvre et de l'ouvrier, verser à flots l'air, la lumière et l'eau, dans les quartiers jusqu'alors déshérités ; assurer le prompt et régulier enlèvement des boues et déjections de toute nature, restaurer les pavages défectueux, ouvrir de grandes artères à la circulation, activer la ventilation centrale ; en un mot, assainir un quartier, une ville entière, tel est le noble but que poursuivent à l'envi les administrations contemporaines.

Prenons acte, Messieurs, de cette heureuse tendance, applaudissons à ces efforts !

Encore quelques années, et, grâce à la courageuse initiative d'un Administrateur intelligent et ferme, dont l'amour du bien public se manifeste dans de grandes entreprises, Montpellier aura fait un grand pas de plus dans cette voie.

Il n'est donc pas inopportun d'examiner, au point de vue sanitaire, les avantages obtenus, et, par ceux-ci, les progrès nouveaux qui nous restent à conquérir.

Messieurs,

La ville de Montpellier est construite sur un mamelon, dont les pentes principales s'inclinent insensiblement vers le sud. Au nord, la colline s'arrête brusquement, et les habitations, étagées les unes sur les autres, semblent, en s'étayant mutuellement, se précipiter vers la plaine qui nous sépare des montagnes.

Bien circonscrite par ses boulevards, dernier souvenir du périmètre de ses antiques fortifications, la ville se développe et s'accroît, depuis une trentaine d'années, dans tous les sens à la fois. La création, au midi, d'un grand et beau quartier, par l'inauguration successive des deux gares de Cette et Nîmes, n'a point empêché les constructions de s'étendre au nord et à l'est.

Quand le soleil se dégage des flots de la Méditerranée, ses premiers rayons vivifient et réveillent notre cité. — Des montagnes peu élevées, dont les ondulations vont se perdre dans la mer, l'entourent comme d'une large ceinture et la préservent contre les violentes rafales du nord qui désolent les plaines de la Provence. Les grands courants atmosphériques qui forment le *mistral* à Marseille, sont brisés avant d'arriver jusqu'à nous. Seuls, les vents du sud nous arrivent sans obstacle ; mais ils n'atteignent jamais l'impétuosité du terrible vent d'*autan* de Toulouse, et leurs inconvénients disparaissent par suite de la permanence presque constante des vents du nord.

Que dire du magnifique panorama déployé sous les mille terrasses qui dominent nos maisons?

A l'horizon, les Alpes et les Pyrénées ; au nord , les Cévennes, dont les contours se dessinent sur le ciel vaporeux du Midi , sur ce ciel dont la transparence rivalise avec le ciel d'Italie ou le ciel d'Espagne ; — plus près de nous, des collines, dont la distance permet d'analyser les moindres détails , et , formant comme un vaste bassin autour des habitations urbaines , une plaine toute remplie de riantes villas et dont la richesse égale la variété; — ici , un majestueux aqueduc, chef-d'œuvre de Pitot ; — là-bas , un cours d'eau canalisé jusqu'à la mer, jeté là par la nature comme un appel permanent à de grandes destinées maritimes ; — plus loin, la voie ferrée, étendue de l'est à l'ouest, artère féconde qui nous alimente des produits de Bordeaux et de ceux de Marseille ; — partout, mille routes, mille sentiers populeux ; — çà et là de gros villages ; Aigues-Mortes aux murs crénelés , dernier vestige des fortifications du moyen-âge ; Maguelonne, l'ancienne cathédrale, vaisseau de granit immobile au sein des eaux ; — enfin , au dernier plan , mais attirant sans cesse le regard par la fascination de ses mystères, la mer, la Méditerranée aux flots tranquilles et doux, dont l'azur se perd avec l'infini.

En présence de ce tableau, la ville disparait , ses faubourgs s'effacent, l'œil est avide de se porter au delà ; il oublie l'absence de ces tours massives, de ces flèches de cathédrale que Montpellier envie à des cités moins riches qu'elle, mais qui masqueraient quelque point de ce splendide horizon.

C'est là, Messieurs, l'un des plus vifs attraits qu'a toujours offert notre ville à ces nombreuses générations d'étrangers dès longtemps attirés dans nos murs par la douceur du climat, par notre antique École de Médecine, et, permettez-moi de le dire, par la grande renommée de cette série de médecins qui ont rendu célèbre la pratique de Montpellier.

Quand on songe, Messieurs, à ce qu'était notre ville au moyen-âge, quand on se la représente même au commencement de ce siècle, quand on constate surtout les progrès accomplis durant ces trente dernières années, on ne peut se soustraire à un sentiment de confiance, et l'on se surprend plein d'indulgence pour les nombreux *desiderata* de l'avenir.

Écoutez, Messieurs, le savant auteur de l'*Histoire de la commune de Montpellier*.

« Qu'on se représente, dit M. Germain, divers amas de constructions gothiques, presque sans alignement, et enchevêtrées les unes dans les autres, de larges auvents au-dessus desquels de grimaçantes figures en pierre ou en tôle, d'affreuses gargouilles vomissant par torrent les eaux pluviales; des arceaux obscurs et humides, inaccessibles, la plupart du temps, aux rayons du soleil; des rues tortueuses et grimpantes, embarrassées, çà et là, de bancs, de tables, de puits, d'escaliers non couverts ou en forme de tourelles, n'ayant pour tout pavage qu'un lit de cailloux, et dont il n'est guère possible de se tirer le soir sans une lanterne quand la lune manque, et l'on aura une image de la vieille cité. »

Cette vieille cité n'occupait même pas tout à fait l'emplacement que nous lui voyons aujourd'hui. Le vaste terrain de l'Esplanade et de la citadelle moderne, une grande portion de notre faubourg de Lattes, étaient couverts de nombreuses habitations. Le bastion nord-est de la citadelle a été construit sur le lieu même où s'élevait l'ancienne église paroissiale de Saint-Denis.

En revanche, et comme compensation, les faubourgs de Boutonnet et de Saint-Guilhem, et surtout celui de la Saunerie, étaient à peine peuplés. Nous avons assisté en grande partie au développement des faubourgs du Courreau, de Saint-Dominique, de Figayrolles, et la construction de la totalité du quartier dit *du Chemin de fer* a transformé sous nos yeux de vastes terrains cultivés en une des plus belles portions de la ville actuelle.

Longtemps la porte du Peyrou, tout au plus analogue à notre porte des Carmes, a conduit vers un terrain vague, rocher célèbre de longue date, tour à tour employé comme marché, comme champ de foire ou comme aire à battre le blé. — Plus heureux que le *Campo vaccino* de Rome, triste débris du splendide *forum* de Cicéron et d'Auguste, notre vieux *forum seu mercatum* de Guilhaume VII (1136), devait être le berceau d'un majestueux monument. Cette merveille de l'art et de la nature, que nous devons aux plans de l'architecte Giral, est devenu le rendez-vous de toutes les célébrités de l'Europe, qui viennent y chercher, avec les douces émotions d'une admirable perspective, la preuve incontestée de notre beau climat.

Les *places* de Montpellier, peu nombreuses et mesquines, méritaient à peine le nom de *carrefours*. De nombreux jardins particuliers, de grandes cours intérieures ne pouvaient guère y suppléer. Atténuant outre mesure, dans certains points, la densité de la population, elles laissaient de vastes espaces encombrés, restant pour eux à l'état de grands réservoirs d'air sans emploi. La principale utilité des places dépend, en effet, de leur communication directe avec les rues, dont elles activent les courants d'air. A ce point de vue, nos places, nos boulevards, nos carrefours, remplissent très-suffisamment leur rôle.

Ne croyez pas cependant, Messieurs, qu'il faille arriver jusqu'à l'ère moderne pour rencontrer quelque tendance vers une hygiène mieux entendue.

Plusieurs règlements de Jayme Ier (1259-1262-1265) ont pour but de faciliter dans les rues de Montpellier la circulation de l'air, de la lumière et même..... des habitants. Il autorise l'acquisition par la Commune d'une maison destinée à l'élargissement de la rue de l'Anélerie. *Ubi propter ipsius Carrerie arctitudinem et obscuritatem mala multa facta fuerunt ab antiquo.* Ce fut encore dans un but exprès d'utilité publique que Guilhem VII (1168)

créa définitivement le plan du Palais, ancienne place de
la Peillarié (1).

La topographie particulière de la ville, son élévation
sur un mamelon, la rapidité de ses pentes, firent naître
l'idée d'aqueducs souterrains destinés à recevoir, avec
les eaux pluviales, toutes les immondices. Plus favo-
risée sous ce rapport que les autres grandes villes de
France (2), Montpellier posséda tout un système d'égouts
en communication directe avec la plupart de ses maisons. Ces égouts, fort anciens, d'après Gariel, ont
mérité d'être cités à côté des vastes déversoirs souterrains de Paris et des *Cloaca maxima* de la Rome
païenne.

Ils conduisaient leur contenu dans deux ruisseaux
situés l'un au nord, l'autre au midi de la ville (3). Mieux
aménagés, agrandis, complétés, ils fonctionnent encore
de nos jours, et contribuent largement à la propreté de
nos rues.

Ces améliorations étaient pourtant bien insuffisantes ;
que penser, en effet, de notre cité dont « le quartier de

(1) Voir GERMAIN. *Hist. de la commune de Montpellier*, etc.
(2) Le plus grand nombre des maisons, dans les grandes
villes, n'avaient pas encore de latrines au XVIe siècle; les habitants déposaient les matières fécales sur la voie publique.
(MONTFALCON, p. 18.)
(3) *Annales d'Hygiène publique*, t. XIX, p. 420, art.
Égouts, par CHEVALLIER.

« la Vieille, d'un aspect si repoussant pour nos yeux ,
« était un des plus fréquentés ; il réunissait avec l'ha-
« bitation des rois de Majorque , la maison consulaire
« et le poids-du-roi? » — Et quels témoins de ces épo-
ques nous restent encore dans quelques-uns de nos
vieux quartiers !

Mais la rénovation matérielle d'une grande ville n'est
pas l'œuvre d'un jour. Heureuse génération que la nôtre,
Messieurs , qui voit tant de réparations se poursuivre
avec une si louable persévérance !

Les alignements ont subi , en maints endroits ,
l'épreuve des années, et les angles saillants sont deve-
nus rares dans la plupart de nos rues fréquentées ; les
eaux pluviales sont reçues sur nos toits dans des con-
duits qui les amènent sur le sol, où des pentes bien
ménagées les font rapidement disparaître ; les arceaux
obscurs et humides font place à des rues bien ouvertes;
les rues tortueuses sont redressées , ou mieux encore,
supprimées , leurs pentes sont adoucies ; le pavé lui-
même , ce pavé à réputation détestable et méritée (1),
s'améliore chaque jour depuis l'heureux emploi des
cailloux équarris de la Crau , et l'introduction des trot-
toirs asphaltés, dans nos rues principales.

La création successive de gares importantes n'a pas
eu pour unique résultat d'appeler la ville de leur côté ,
elle a fait disparaître d'affreuses ruelles, connues sous le

(1) Expression de M. Pagezy, dans un rapport de 1861.

nom de *chemin de la Perruque*, réceptacle permanent
de tous les genres d'immondices ; elle nous a forcé à
recouvrir une très-grande partie de vastes égouts,
dont de récents projets nous permettent d'espérer, dans
un avenir prochain, la complète et définitive dissimu-
lation.

La reconstruction de notre Palais de Justice a détruit
tout un amas de vilaines maisons enchevêtrées dans
des ruelles tortueuses.

L'agrandissement de l'Hôtel-Dieu Saint-Éloi, sans
présenter le type des constructions hospitalières, a cependant amélioré le sort de nos malades et contribué à
d'utiles alignements. Puissions-nous ne pas désirer trop
longtemps l'aération de ses abords, par l'élargissement
déjà commencé des petites rues qui le circonscrivent !

Que dire, Messieurs, des grandes réformes dont nous
sommes actuellement les témoins ? La création d'un
beau jardin, au midi de la cité, la construction d'un
marché neuf, l'élargissement de la rue Cardinal et sa
prolongation par la rue Maguelonne, l'ouverture de la
rue Saint-Guilhem, transforment Montpellier. — Que
sera-ce donc quand une nouvelle et importante voie
ferrée va nous mettre rapidement en rapport avec le
centre de l'Empire, et faire de Montpellier l'une des
grandes portes méditerranéennes de la France ?

Peu d'entre vous, sans doute, Messieurs les Élèves,
ont connu notre ancien marché, avec ses abords encom-

brés, ses tentes misérables, ses immondices permanentes, et son infecte poissonnerie. — Mais ceux qui ont vécu dans son voisinage, m'approuveront, j'en suis sûr, quand j'oserai dire, au nom de l'hygiène, que nous devons plus de reconnaissance à notre administration municipale pour cette seule transformation, que pour toutes les autres améliorations réunies.

Non, ce n'est pas seulement comme monument architectural, comme objet d'embellissement que le marché neuf nous intéresse, c'est surtout au nom de la salubrité publique que nous devons applaudir à son édification. Outre qu'il fournit à toute une population laborieuse un abri permanent, sa large ventilation par les belles rues qui l'entourent, l'abondance de l'eau employée à des lavages jusqu'alors impossibles, la facilité de son entretien, ne laissent rien à désirer. Je me trompe, Messieurs; à peine achevé, notre grand marché est déjà trop étroit, et l'on se rappelle involontairement cette mémorable parole du maréchal de Castellane : « Vous vous repentirez d'avoir économisé le terrain. »

On a dit que la rue Maguelonne et la rue Cardinal, élargies, allaient ouvrir la ville aux émanations effluviennes de notre littoral. Permettez-moi, Messieurs, de protester, au nom des lois les plus élémentaires de l'hygiène, contre de pareilles critiques.

Depuis quand une ventilation plus active, un plus puissant appel d'air et de soleil, ces deux grands désinfectants de la terre, ont-ils interverti leur rôle?

Mais le soleil, ce soleil ardent de nos étés, congestionnera nos cerveaux?

Et pourquoi, — sans aller prendre nos modèles jusque chez les empereurs romains, dont les courtines aux riches couleurs ombrageaient la voie triomphale, — pourquoi n'imiterions-nous pas ces villes du Midi qui tendent leurs rues à hauteur du troisième étage et assurent ainsi à leurs habitants une chaleur tamisée, exempte de tout péril? La brise maritime, dont nous jouissons en été, circulant librement au-dessous de ces tentes, entretiendrait une fraîcheur, que l'arrosage habituel de nos rues rendrait très-suffisante.

Nos maisons généralement bien construites, vastes, peu élevées, ont, dès longtemps, acquis une réputation méritée. Les groupes de masures si fréquents dans l'ancienne ville commencent à devenir rares.

Des mesures de police sanitaire relèguent hors de l'enceinte des boulevards toute industrie incommode ou malsaine. Les fumiers produits au centre de la cité sont dissimulés et fréquemment enlevés.

Mais est-ce à dire qu'il n'y ait plus rien à faire? Non, Messieurs. Mais vous comprendrez que je me borne ici à n'exprimer qu'un regret, celui de voir la plupart de nos rues souillées par ces traînées humides indignes d'une grande ville, qui accusent la trop grande rareté de ces cabinets d'aisance récemment inaugurés aux abords de nos promenades, et dont la construction est encore si imparfaite.

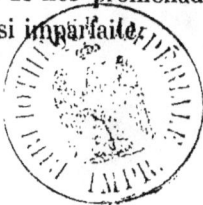

2

Et cependant, l'eau ne manque pas à Montpellier.

Il y a à peine un siècle, quelques fontaines rares et disséminées, dont la plupart sont taries, fournissaient aux besoins de la cité.

On en comptait six principales :

1º La fontaine du chemin de Lattes, à l'extrémité du faubourg de ce nom ;

2º La font Putanelle (*Fons argenterii*), entreprise aux frais de Jacques-Cœur, le célèbre argentier de Charles VII, et dont la construction coûta 185 livres 12 sous (1). — Elle est située à l'extrémité nord du cimetière de l'Hôpital-Général, sur la rive droite du Verdanson (Merdanson ou Ribanson);

3º La font de Saint-Berthomieu, derrière les casernes, aux environs du domaine de la Paille.

4º La font de l'Hôpital Saint-Esprit ou du Pila Saint-Gély, sous le pont actuel de l'Abattoir, dont on utilise encore les eaux ;

5º La font de Saint-Côme ;

6º La font du Pont-Juvénal, sur la rive droite du Lez.

Ces fontaines ne suffisaient pas sans doute à la consommation publique. Des puits nombreux, qui subsistent encore pour la plupart, mais qui ont cessé d'être utilisés, suppléaient à l'éloignement ou à l'insuffisance des fontaines.

Ces puits avaient parfois assez de réputation pour

(1) V. Germain. T. III, *passim*.

donner leur nom à des rues. Nous avons encore aujour-
d'hui les rues du Puits-du-Temple et du Puits-des-
Esquilles.

Malgré leur multiplicité et leur abondance, ces sour-
ces diverses devaient être loin de satisfaire aux exigences des *dix mille* maisons que renfermait alors Montpellier (1), puisque, dès le XIIIe siècle, on avait songé à
conduire dans nos murs des eaux étrangères.

Deux chartes de Jayme Ier (1267-1272), une ordon-
nance du roi de France Philippe V (1317) et, vers la
même époque, un acte du roi Sanche de Majorque, sont
relatifs à cet objet.

Mais, cinq siècles devaient s'écouler avant qu'une
source abondante et réputée par ses excellentes qualités,
la source de Saint-Clément, nous apportât, par un
acqueduc de 14,085 mètres de longueur, dont le génie
de Pitot détermina la pente, un supplément de 1140
mètres cubes d'eau par vingt-quatre heures.

Cet acqueduc fut terminé le 7 décembre 1765.

Moins d'un siècle plus tard, et grâce à la sollicitude
patriotique de nos édiles contemporains, un vrai fleuve,
le Lez, se surajoutant encore à la source Saint-Clément,
vient de doter notre ville d'une abondance d'eau considérable.

Malgré de nombreuses concessions particulières, que
nous voudrions voir se généraliser dans toutes les maisons; malgré la création de vastes lavoirs publics, d'un

(1) V. Germain. *Loc. cit.* T. II, p. 45.

bassin de natation, de bains de cuve à prix réduit, le nombre de fontaines a pu être augmenté dans de grandes proportions ; nos grands établissements sont largement pourvus, et l'arrosage des rues pendant l'été est devenu facile par des ruisseaux d'une eau limpide et permanente.

Je me reprocherais, Messieurs, de ne point applaudir, ici, d'une manière particulière, à l'idée toute philanthropique qui nous a dotés d'un établissement de bains gratuits et à prix réduits. Dans nos contrées méridionales, où les fonctions de la peau doivent être si soigneusement entretenues, il était digne d'une administration, placée auprès d'un centre médical considérable, de se préoccuper, à ce point de vue, de la santé des classes laborieuses, et de leur donner, dans la ville même, grâce à la surabondance d'eau dont elle nous enrichissait, l'un des plus puissants moyens de l'hygiène pour entretenir, durant les chaleurs de nos étés, l'intégrité de nos organes et de nos fonctions.

On s'est demandé, Messieurs, si le mélange, dans la proportion de cinq parties sur trois, des eaux du Lez avec celles de Saint-Clément ne dénaturait pas la qualité supérieure de ces dernières. De l'analyse comparée que M. le docteur Rousset en a faite l'année dernière, il résulte que les eaux du Lez, moins chargées de matières organiques que celles de Saint-Clément, diminuent, par suite de leur mélange avec ces dernières, la quantité de ces matières dans l'eau livrée à la consommation ; de plus, l'eau puisée au réservoir du Peyrou, qui est celle, en définitive, qui nous intéresse le plus, n'est chargée de carbonate de chaux que dans une proportion bien inférieure à la limite assignée aux bonnes eaux potables , et se rapproche même de celles que l'on considère comme les meilleures.

L'ensemble des conditions topographiques , dont je viens de vous entretenir, donne déjà , Messieurs , à la ville de Montpellier, une supériorité hygiénique incontestable sur la plupart des grandes villes de France. Cette supériorité , dans les conditions sanitaires , vous paraîtra encore plus éclatante, si je considère le climat de Montpellier.

En vain quelques détracteurs intéressés (1) ont essayé d'amoindrir son antique et proverbiale réputation. Justifié par une observation non interrompue , recherché tous les ans par de nombreux malades, il reste plus que jamais au-dessus de toute critique, en présence des perturbations atmosphériques qui dénaturent, depuis quelques années , les stations hivernales les plus recommandées par la mode.

Le climat de Montpellier est doux et tempéré. Nous sommes ici sous le 45e degré de latitude , comme Nice , Cannes, Hyères, Pau et Florence (2).

(1) J. ROCHARD. *Mém. de l'Acad. de méd.* T. XX.
(2) La latitude de Montpellier est de 43° 30' 16"; sa longitude du méridien de l'Ile-de-Fer, 21° 32' 16"; de celui de Paris, 1° 32' 44" (à la Citadelle). L'élévation du sol au-dessus du

Il est rare que le froid, pendant l'*hiver*, se maintienne, dans la journée, à 0°. — Les moyennes sont toujours à plusieurs degrés au-dessus de la glace. Aussi les oliviers, les grenadiers, les cactus, les lauriers-rose sont cultivés en pleine terre avec succès. Aussi la végétation printannière se met souvent en travail dès le mois de février.

L'hiver normal ne commence guère avant le milieu de décembre; les premiers froids arrivent avec les pluies, qne nous apportent surtout les vents du N.-E. (*grec*) et du S.-E. (*marin*). — Janvier et février sont relativement secs. — Les brouillards et la neige nous sont presque inconnus.

Le *printemps* participe à la fois aux froids de l'hiver qui recule et aux chaleurs hâtives de l'été. L'action du soleil déjà forte en mars et dangereuse aux abris, le rayonnement nocturne de nos nuits sereines occasionnent, à cette époque, de grandes variations thermométriques. — Les matinées sont fraîches jusqu'au mois de mai, et les gelées blanches des aurores de mars et d'avril ravagent souvent les fleurs précoces de nos vergers.

Des vents incommodes, sans avoir l'impétuosité du *mistral* de la Provence, soufflent ordinairement vers la fin de mars, d'avril, et au commencement de mai; ils sont quelquefois remplacés par des pluies abondantes. Les premiers, appelés *vaccarious*, correspondent assez

niveau de la mer, prise du milieu de la grille de la place du Peyrou, est de 51 mètres 27 centimètres. (V. GARONNE, *Histoire de Montpellier.*)

fréquemment à l'intervalle du 28 mars au 3 avril. Les derniers, appelés *cavaliers*, reviennent périodiquement avec une telle régularité qu'on a pu leur assigner des dates précises. Ces dates sont le 21 et le 23 avril, le 3 et le 6 mai, correspondantes aux fêtes de saint George, saint Marc, de l'Invention de la Sainte-Croix et de saint Jean.

Vous vous doutez bien qu'ils anticipent ou retardent souvent leur marche ou leur retour, au risque de heurter le préjugé populaire. Mais l'observation vulgaire est véritable au fond et nous devons en tenir compte.

Notre *été* est chaud et sec, quelquefois très-chaud et très-sec, exceptionnellement humide. Mais la chaleur est, ici, bien moins incommode que dans les villes soustraites à l'influence rafraîchissante de la mer ; toutes les après-midi, durant les mois de juillet et d'août, la brise maritime, vulgairement appelée *Garbin* (S.-S.-O.) et *Labech* (S.-O.), tempère les ardeurs du soleil, répercutées par un sol sablonneux et desséché, et répand, dans nos murs, une agréable fraîcheur.

L'automne, variable comme le printemps, est habituellement humide et tempérée. Novembre est cependant assez sec.

En résumé, l'atmosphère de Montpellier est plus sèche qu'humide, plus tempérée que chaude ou froide.

Nos *pluies* sont rares, mais elles tombent généralement par averses abondantes, surtout par les vents du N.-E. (*grec*).

Nous recevons, par an, plus d'un mètre d'eau, mais, grâce à notre sol sablonneux et facilement perméable, grâce surtout à la dominance des vents du nord, qui nous apportent l'air vif et sec des montagnes, la boue est bien moins à redouter ici que la poussière, et l'humidité que la sécheresse.

Même dans les années réputées pluvieuses, le climat de Montpellier reste sec, par suite de la grande rareté relative des jours de pluie.

L'atmosphère de Montpellier doit à ses qualités une tonicité remarquable.

Les sujets lymphatiques, disposés à la scrofule, ceux encore qui se trouvent mal d'un climat froid et humide, comme le climat de Lyon, de Paris, de l'Angleterre et de la Hollande; ceux, en un mot, qui ont besoin d'une stimulation soutenue, recherchent avec avantage les hivers de Montpellier.

Les maladies rhumatismales de Londres ou de Lyon viennent se guérir dans nos murs.

Les affections chroniques de la poitrine, cette forme de la tuberculisation pulmonaire que l'on a appelée *phthisie strumeuse*, trouvent ici les plus grands soulagements. Que de malades je pourrais citer qui n'ont dû leur salut qu'à une série de stations hivernales sous notre ciel privilégié!

Les médecins anglais, russes, et hollandais le savent depuis longtemps, et l'expérience de tous les ans nous ramène toujours de nouveaux malades, qui viennent, sur l'exemple de leurs devanciers, demander à notre

air vif et pur un peu de cette tonicité qu'ils cherche-
raient en vain dans leur brumeuse patrie.

Disons-le hautement, sur le littoral méditerranéen de
la France, nulle ville n'offre une meilleure situation
pour les *phthisies scrofuleuses* que Montpellier, et son
climat vaut relativement mieux que ceux des régions
méditerranéennes avec lesquelles on l'a souvent com-
paré (1).

Aussi les épidémies sont exceptionnelles dans nos
murs ; il faut remonter aux siècles derniers, aux épo-
ques où la ville, entourée de hautes murailles, était
soumise à toutes les conditions insalubres des anciennes
villes fortes, ou encore au temps antérieur à la décou-
verte de la vaccine, pour trouver la trace d'épidémies
dignes d'être citées.

Depuis le commencement de ce siècle, la grippe a

(1) Malgré les froids et les chaleurs extraordinaires éprou-
vés à Montpellier à de longs intervalles, son climat est peut-
être le plus beau de France : l'air y est plus pur, les chaleurs
moins étouffantes qu'à Marseille ; la bise ou *tramontana* est
bien moins terrible que le *mistral* de Provence et le *cers* de
Narbonne ; enfin, le fléau des cousins qui infestent les côtes
de la Méditerranée, y est moins sensible que partout ailleurs.
Le nord-ouest, qui porte le nom de *magistral,* est frais et
agréable ; c'est le véritable zéphir de Montpellier ; les *vents
marins,* au contraire, ont, comme dans tout le Midi, quelque
analogie avec le *scirocco* de Naples ; ils jettent dans la lan-
gueur et dans l'abattement. Il faut excepter le *garbin* ou pa-
resseux, bise de mer périodique durant l'été...... (RENAUD DE
VILBACH. *Voyage en Languedoc.*)

sévi plusieurs fois, mais avec une intensité relative bien peu grave. La suette miliaire s'est plusieurs fois arrêtée à nos portes, qu'elle n'a pas même franchies en 1851. Enfin, le choléra, en 1854, s'est presque limité dans un quartier voué par le fait de l'industrie de ses habitants à une inévitable insalubrité : je veux parler du quartier de l'abattoir.

La santé moyenne de notre population est excellente. Les excitations atmosphériques exaltent les fonctions nerveuses et nous donnent une grande énergie de réaction, mais aussi une impressionnabilité, une mobilité normales, avec lesquelles les cliniciens apprennent de bonne heure à compter.

La longévité est commune, la mortalité peu élevée.

Notre population a presque doublé depuis 1803. Évaluée à 35,500 habitants à l'époque de Poitevin, elle a rapidement atteint le chiffre de 45,000 ; aujourd'hui nous sommes plus de 51,000 (1).

Le mélange originel du sang espagnol, du sang italien et du sang français fournit encore des types très-accentués parmi nous. La vivacité, la mobilité des premiers a toujours été représentée dans nos murs par ces types de jeunes filles, à la beauté héréditaire desquelles il fau-

(1) La population de Montpellier était de 32,897 habitants en 1793 ; l'auteur de la *Statistique du département* la porte à ce même nombre en 1796 ; elle ne fut que de 32,505 en 1803 ; enfin, elle s'est élevée à 35,123 en 1820, — à 35,802 en 1825, — et à 35,842 en 1826. (V. GARONNE. *Hist. de Montpellier.*)

drait rapporter, selon quelques étymologistes, l'origine du nom de Montpellier (*Mons puellarum*, colline des jeunes filles) (1).

La constitution médicale de Montpellier est nettement accusée, et l'on peut dire qu'il n'y a chez nous que deux saisons médicales : celle d'hiver, avec prédominance du génie catarrhal ; celle d'été, avec l'élément bilieux. Ajoutez à ces deux caractères la permanence à peu près constante de l'élément périodique sous toutes ses formes, et vous aurez une idée complète de notre pathologie.

Il est remarquable que l'air vif et sec de nos hivers ne provoque pas les maladies inflammatoires ; l'élément inflammatoire est exceptionnel à Montpellier, et quand il existe, il n'occupe jamais que le second rang. Cette observation remonte déjà loin de nous ; Fouquet et Baumes, Rivière et de Sauvages l'ont dès longtemps constaté, et, depuis ces maîtres célèbres, la clinique des hôpitaux et de la ville en renouvelle constamment l'expérience.

En résumé, Messieurs, le climat de Montpellier pos-

(1) Une opinion ancienne fait provenir l'origine du nom *Mons puellarum* des deux sœurs de saint Fulcran, qu'Arnaud de Verdale dit avoir été maîtresses et donatrices du territoire de Montpellier. Mais notre ville, selon toute apparence, comme le remarque avec raison M. Germain, n'attendit, pour prendre un nom, ni les deux sœurs de saint Fulcran, ni la réputation de ses belles habitantes.

sède des qualités qui justifient sa vieille réputation ; il
participe à la variabilité des climats du Midi, mais il
connaît à peine les brouillards et la neige ; les grandes
perturbations atmosphériques lui sont complétement
étrangères. Les montagnes peu élevées qui nous circonscrivent au nord nous protégent contre les vents
violents dont nos voisins de l'Aude et du Gard se plai-
gnent, mais laissent arriver jusqu'à nous des brises assez
fortes qui nous apportent la santé.

Et maintenant que conclure ?

Si notre ciel est resté le même, si nos conditions cli-
matériques n'ont pas changé, si nous possédons toujours
cet air vif et pur, ce beau soleil du Midi, que nous en-
vient de grandes capitales, une immense transformation
a métamorphosé notre ville.

Sans doute nos rues étroites n'ont pas toutes disparu !
Mais quelle grande cité n'en possède pas quelques-
unes ?

Des habitations monumentales que ne déprécient point
des monuments grandioses, de vastes et magnifiques
promenades, de grandes et belles rues, bien peuplées,
bien vivantes, donnent à notre ville un aspect tout nou-
veau.

Encore quelques années peut-être, et les successeurs
parmi nous d'Arthur Young pourront dire, avec non
moins d'enthousiasme mais plus de vérité, cette parole

que vous pardonnerez à mon patriotisme local de res-
susciter ici :

*Montpellier a plutôt l'air d'une capitale que d'une ville
de province.*

C'est que l'hygiène publique a fait à notre époque des
progrès étonnants. Satellite inséparable d'une civilisation
essentiellement progressiste, elle gagne chaque jour tout
ce que perdent la routine et les vieux préjugés ; avide
de mettre à profit toutes les connaissances et toutes les
découvertes, elle s'assimile promptement tout ce qui peut
lui convenir dans les richesses scientifiques accumulées
par le labeur incessant des intelligences contemporaines,
et elle transforme en utiles applications les théories et
les formules des chimistes et des physiciens ; enfin, pas-
sionnant tous ceux qui osent aborder de front ses pro-
blèmes, elle entraîne après elle, dans le plus généreux
élan, ingénieurs et économistes, publicistes et magis-
trats.

Profiter seulement à quelques privilégiés ne lui suffit
déjà plus ; elle n'atteint véritablement son but que lors-
qu'elle parvient à se rendre utile au plus grand nombre.

La régénération matérielle des cités en est la plus
belle et la plus utile application.

Envisagée à ce point de vue, l'étude de la salubrité
grandit, j'ose le dire, de toute la grandeur d'un intérêt
social.

Tant de causes extérieures, dit M. Tardieu, la plupart résultat inévitable des mœurs factices et des travaux
divers que les hommes se sont créés, concourent inces-

samment à altérer la santé des peuples et à abréger la vic humaine, que ce n'est pas trop de toute la vigilance et de tous les efforts de la science pour signaler avec exactitude et combattre sans relàche les agents destruc- teurs qui menacent la société tout entière.

C'est sous le patronage de ces pensées, Messieurs les Élèves, que j'inaugure cet enseignement.

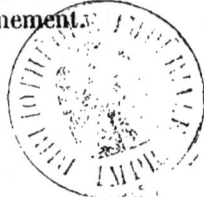